OSTÉOMYÉLITE

AIGUË ET FURONCULOSE

PAR LE Dr VOITURIEZ,

Chef de Clinique chirurgicale à la Faculté libre de Lille.

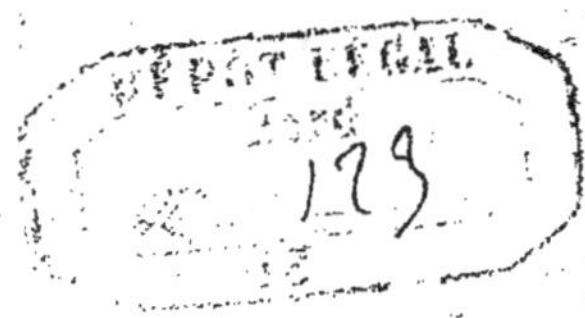

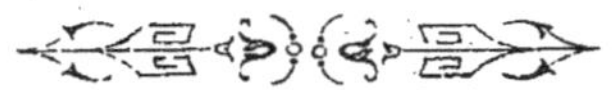

LILLE,

AU BUREAU DU *JOURNAL DES SCIENCES MÉDICALES*,

56, RUE DU PORT.

1887.

OSTÉOMYÉLITE

AIGUË ET FURONCULOSE

PAR LE Dr VOITURIEZ,

Chef de Clinique chirurgicale à la Faculté libre de Lille.

L'ostéomyélite aiguë a été, dans ces dernières années, tant en France qu'à l'étranger, l'objet d'études extrêmement importantes, qui en ont complété et élucidé l'histoire. Il nous paraît nécessaire, avant de publier plusieurs observations, qui ont pour objet de montrer les rapports pathogéniques, reliant la furonculose à l'ostéite juxta-épiphysaire des adolescents, de rappeler brièvement le résultat des dernières recherches. Après la discussion, qui a eu lieu en 1879 à la Société de Chirurgie, à l'occasion du travail de Lannelongue (1), on doit admettre l'existence d'une affection univoque des os en croissance. Cette affection, aiguë et spontanée, est primitivement localisée dans la portion du tissu spongieux de la diaphyse, qui confine au cartilage de conjugaison (bulbe de l'os, de Lannelongue); mais elle peut atteindre aussi, quoique plus rarement, les os courts et les os plats. Son plus grand degré de fréquence est de 10 à

---

(1) *De l'ostéomyélite aiguë pendant la croissance*. Asselin, 1879.

22 ans. Mais si la maladie est une, si elle mérite, à cause de ses altérations initiales, le nom générique *d'ostéomyélite,* il n'en est pas moins vrai, qu'il existe plusieurs variétés cliniques, comportant des indications opératoires fort diverses et très importantes par conséquent à déterminer. Ces variétés sont d'ailleurs reconnues depuis Chassaignac.

La première forme, périostite phlegmoneuse, (abcès sous périostique), est caractérisée par la formation rapide d'une collection purulente sous le périoste ; mais cet abcès est *symptomatique,* car il débute toujours au voisinage de l'épiphyse et l'examen anatomique a permis de constater, qu'il coincidait avec l'inflammation du canal diaphysaire et que même, chose curieuse, le décollement périostique remontait au même niveau, que la myélite interne (Lannelongue). Néanmoins, un débridement précoce du périoste suffit, dans quelques cas à amener la guérison (Berger, Lefort, Marjolin).

La deuxième forme est l'ostéite juxta-épiphysaire. Il y a souvent collection sous-périostique, mais après débridement, la guérison ne s'effectue pas, la fièvre persiste, l'os reste douloureux à la pression ; la portion spongieuse des os longs s'infiltre de pus ; puis il se forme, un ou plusieurs abcès, en foyer et la violence du processus, inflammatoire amène des nécroses plus ou moins étendues. En d'autres points voisins, il y a ostéite productive ou hypérostosique (Gosselin). C'est dans ces cas que la trépanation faite d'une manière précoce, ainsi que Lannelongue le préconise, peut abréger la maladie, permettre l'évacuation du pus collecté, amener par une *saignée des os* (Laugier), la résolution de l'inflammation et s'opposer a des ostéites à répétition et à des fistules intarissables.

La troisième forme a une marche suraigue. L'inflammation primitive du bulbe de l'os se propage avec une rapidité extrême, envahit toute la moelle et remplit de pus le canal diaphysaire ; d'un autre côté, elle attaque et détruit le cartilage de conjugaison ; l'épiphyse s'enflamme à son tour et les articulations voisines sont le siège d'arthrites purulentes. C'est le *typhus des membres* de Chassaignac, le *panostitis* de Waldeger ; à cette variété, se rapportent les décollements épiphysaires (Klose), les fractures spontanées dans la continuité de la diaphyse, la séparation du bulbe de l'os, du corps de la diaphyse (Lannelongue). Cette forme, souvent mortelle, peut cependant guérir, mais s'accompagne de nécroses étendues, de séquestres invaginés, d'hyperostoses énormes. C'est pour ces cas, que Chassaignac proposait l'amputation ou la désarticulation ; ce sera encore l'indication de résections totales ou partielles, d'enlèvement tardif de séquestres étendus.

Mais l'ostéomyélite ne se présente pas seulement avec des symptômes locaux redoutables. La gravité des phénomènes généraux avait frappé déjà les anciens observateurs. qui, pour la plupart regardaient l'ostéomyélite comme une maladie générale, à déterminations épiphysaires ; déjà Kocher avait considéré l'affection, comme due à une infection primitive du sang. Dès 1875, Lucke, Klebs, Eberth (1) avaient trouvé, dans le pus des périostites phlegmoneuses, des microbes. En 1880, Pasteur, ayant eu à examiner le pus d'un abcès ostéomyélitique, y distingue des microbes identiques. à ceux qu'il avait décrits dans le furoncle et dénomme, pour cette raison, l'ostéomyélite, le furoncle des os. En 1884, Rosenbach fit, après Becker, des cultures de ce microbe sur des milieux solides et sur 15 cas d'ostéomyélite, vit 14 fois se développer le *Staphylococcus pyogenes aureus* (2). Ce microbe, comme son nom l'indique, se rencontre sous forme de grappe, et détermine une suppuration d'un jaune orangé ; les cultures pures présentent la même coloration. Dans le quinzième cas, Rosenbach vit se développer le staphyloccoccus pyogenes albus. Des expériences d'inoculation, pratiquées par Becker, Fedor Krause, Peyroud, sur des animaux, soit avec du pus osseux, soit avec des cultures pures, en provenant, ont été suivies d'un succès

---

(1) Thellier. Thèse Paris 1883.

(2) Voir Cornil et Babès : *Les Bactéries*, Paris 1885.

constant et ont reproduit la maladie. Les expérimentateurs ont généralement procédé de la manière suivante : le liquide de culture est injecté dans le torrent circulatoire par la veine jugulaire. L'on contusionne, ou l'on fracture ensuite certains os ; ceux-ci deviennent alors le siège d'une ostéomyélite suppurée, et dans le pus on retrouve l'organisme générateur.

Socin et Garri (1) ont repris ces expériences, en 1885. Ils ont constamment trouvé le staphylococcus aureus, ou les taphylococcus albus dans le pus de l'ostéomyélite.

Le sang contenait aussi les mêmes microbes Mais ces observateurs ont rencontré le même micro-organisme dans d'autres affections, comme le furoncle, le panaris et presque tous les abcès non ouverts. Ils ont reproduit chez les animaux les lésions de l'ostéomyélite, après injection de cultures pures dans le torrent circulatoire ; mais il leur a toujours été nécessaire de constituer un milieu favorable au développement de la maladie, en déterminant sur un point du squelette une fracture ou une contusion.

De plus, Garri, en s'inoculant à l'avant-bras par simple frottement, du pus provenant d'une ostéomyélite, vit se développer un anthrax très grave.

Rodet (2) de Lyon, en expérimentant sur des lapins, a déterminé par l'injection du pus d'abcès d'ostéomyélite, les mêmes localisations juxta-épiphysaires, qu'on rencontre chez l'homme ; en outre, il a reproduit ces ostéomyélites expérimentales, sans fracture préalable, c'est-à-dire dans les conditions de l'observation pathologique. Mais il faut pour cela employer un virus puissant et injecté en quantité notable. Rodet a montré de plus que le microbe peut se développer dans le tissu cellulaire, dans la peau, dans les muscles, dans les reins ; néanmoins son terrain de prédilection est et reste le tissu osseux.

Plus récemment encore, Kraske (3) a étudié l'étiologie et la

(1) Congrès de Chirurgie français, 1885.
(2) De l'ostéomyélite infectieuse, *Revue de Chirurgie*, Paris 1885.
(3) 15° Congrès de la Société allemande de Chirurgie, 1886.

pathogénie de l'ostéomyélite aiguë. Lui aussi a retrouvé le microbe décrit par Rosenbach, mais dans certains cas, le staphylococcus albus et le streptococcus lui étaient associés : c'étaient des infections mixtes.

La conclusion, qui résulte de ces diverses recherches est, que le microbe rencontré dans le pus de l'ostéomyélite n'est pas spécifique. En effet, pour entraîner l'idée de spécificité, il ne suffit pas que le microbe générateur de la maladie, se retrouve toujours dans cette maladie; il faut qu'il ne se rencontre que dans celle-là, au moins à l'état actif ; or, le staphylococcus aureus a été trouvé dans la plupart des suppurations aigues (Rosenbach, Socin).

Son rôle pathogénique n'en est pas moins incontestable et mis en évidence par les résultats concordants des divers expérimentateurs. Il est acquis que la présence préalable du microbe dans le sang crée une imminence morbide et que pour amener le développement d'une ostéomyélite, avec toutes ses graves conséquences, il suffit d'un traumatisme insignifiant, d'une simple contusion, qui aura pour effet de produire sur des os en croissance la rupture de quelques trabécules fragiles du tissu spongieux, (fractures trabéculaires d'Ollier) avec un léger épanchement sanguin. Le microbe retenu jusqu'alors dans le sang, se trouve mis en liberté et peut se développer et pulluler. Cette interprétation des faits, telle qu'elle est proposée par Verneuil, pour les auto-inoculations infectieuses, est très plausible.

Ce mécanisme pathogénique, encore hypothétique dans le cas qui nous occupe, se trouve d'ailleurs réalisé dans d'autres circonstances mieux connues ; on a vu en effet des kystes hydatiques, développés dans des foyers sanguins consécutifs à des contusions.

Devant une maladie d'origine microbienne, il est toujours nécessaire de se poser trois questions : 1º Quel est l'organisme générateur. 2º Quelle est sa porte d'entrée. 3º Où se localise-t-il ?

La première question se trouve résolue par les travaux que nous venons de résumer brièvement.

Les observations, que nous avons recueillies, sont une contribution à l'étude de la seconde question ·

Obs. I, (personnelle). *Eruption furonculeuse. — Ostéomyélite du péroné gauche.*

Désiré L., 16 ans, ajusteur, entre à l'hôpital de la Charité, le 25 mars 1886. Il jouit d'une bonne santé habituelle mais son travail est fatigant et exige constamment la station debout.

Il y a quinze jours, il eut deux furoncles volumineux, l'un siègeant à la nuque, l'autre à la face externe de la lèvre supérieure. En même temps, frissons et fièvre ; tuméfaction considérable de la région et engorgement sous-maxillaire. Le médecin traitant fit une incision au bistouri.

Le lundi, 22 mars, en commençant son ouvrage, le malade éprouva des douleurs au niveau de la malléole externe gauche. Le soir, cette région était tuméfiée et douloureuse. Pas de cause traumatique appréciable. La fièvre s'alluma. En même temps, glandes à l'aine. Le malade resta trois jours au lit, puis entra à l'hôpital.

Le 26, on constate une rougeur diffuse occupant la région de la malléole externe et remontant jusqu'à la partie moyenne de la jambe ; œdème inflammatoire se continuant sur le dos du pied ; pression très douloureuse, au niveau de la malléole. A la base de la malléole, on croit sentir un point fluctuant. Les mouvements de l'articulation tibio-tarsienne s'exécutent sans douleur ; la gaîne des péroniers est indemne ; au contraire, toute pression sur l'os est extrêmement pénible.

27. — L'aspect phlegmoneux et l'œdème ont augmenté ; on fait une longue incision, suivant l'axe du péroné. Pas de pus dans le tissu cellulaire ; on incise alors le périoste et on donne issue à environ 30 grammes de pus phlegmoneux, contenant des *gouttelettes huileuses* ; on aperçoit alors l'os dénudé ; le décollement du périoste remonte jusqu'à la partie moyenne du péroné ; on introduit un drain sous le périoste.

Injection phéniquée. Pansement de Lister. T. S. 39°9.

29. — La température demeure, malgré le débridement au-dessus de 39°.

30. — Le malade accuse de la douleur, au niveau de l'extrémité supérieure du péroné gauche. L'on constate une tuméfaction, limitée à la région juxta-épiphysaire.

La partie moyenne du péroné, explorée, est indemne. Du côté de l'épiphyse inférieure, la réparation commence. T. S. 40°4.

31. — On perçoit au point indiqué, de la fluctuation ; incision au bistouri jusqu'à l'os ; il s'échappe une quantité notable d'un pus épais, jaunâtre. L'os est dénudé sur une étendue de 6 centim. Drainage. T. M. 39°. T. S. 40°.

7 avr.l. Les jours suivants, la fièvre persiste, sans qu'on puisse découvrir de nouvelles localisations épiphysaires ; néanmoins, au niveau des deux abcès déjà ouverts, nulle réaction inflammatoire. Rien aux poumons, au cœur ; pas d'albumine.

La température prise régulièrement est de 40° le soir, de 38° le matin.

L'état général n'est pas mauvais.

15. — Les plaies bourgeonnent lentement ; on fait pour les exciter quelques attouchements au perchlorure de fer. La fièvre prend le type rémittent, ne s'élevant plus le soir qu'à 39° et le matin descendant à 38°.

22. — Exploration au stylet. Au niveau de l'épiphyse supérieure, on rencontre l'os dénudé ; à la malléole, le stylet pénètre jusqu'à deux centimètres dans le tissu spongieux, dont les trabécules se brisent sous l'instrument.

7 mai. La température maximum n'est plus que de 38°2 ; le matin 37°2.

État local et général très satisfaisant ; le péroné est dans sa totalité extrêmement augmenté de volume ; il est plus épais que le tibia.

Quelques jours après le malade quitte l'hôpital.

Obs. II, (personnelle). — *Éruption furonculeuse. — Ostéomyélite du péroné. Décollement épiphysaire.*

Le nommé Victor W., âgé de 12 ans, entre à l'hôpital de la Charité, le 20 avril 1886.

Cet enfant jouit d'une bonne santé ; il est petit pour son âge. Comme antécédents morbides, une fièvre typhoïde à 5 ans.

Il y a environ douze à quatorze jours, il vit apparaître simultanément deux furoncles l'un à la nuque, l'autre sur la face dorsale de la main ; en même temps, mouvement fébrile, avec frissons, anorexie, agitation et insomnie.

Huit jours après, en jouant avec ses camarades, il s'enchevêtra le pied gauche dans une corde et tomba ; on le releva et on le reporta chez lui. Le soir même, il eut des frissons et ne put plus marcher sans grande douleur. Bientôt, la région malléolaire externe devint tuméfiée et rouge.

Il entre le 20 avril. T. S. 39°.

Le 21. — T. M. 37°9. L'enfant se plaint de vives douleurs au niveau du péroné gauche. Rougeur et œdème, remontant jusqu'à la partie moyenne de la jambe et descendant sur le dos du pied. Le tibia est respecté ; pas trace d'ecchymose; l'articulation tibio-tarsienne est peu douloureuse. En appuyant le pouce d'une main sur la pointe de la malléole, tandis que l'autre pouce parcourt le péroné, en descendant, on perçoit lorsque celui-ci arrive à la base de la malléole, un mouvement de bascule (mouv. de touche de piano). D'ailleurs pas de déformation apparente, ni de crépitation. L'enfant, faisant remonter l'impotence fonctionnelle, au moment précis de la chute, on se demande si l'on n'est pas en présence d'une fracture du péroné par arrachement, bien qu'il n'y ait pas d'ecchymose et que l'état général et la fièvre ne concordent pas avec cette opinion. D'ailleurs la douleur remonte jusqu'à la partie moyenne du péroné, et l'on constate un gonflement dou loureux des ganglions cruraux.

Application de huit sangsues sur la région malléolaire. Le soir la température est 38°2 ; la tuméfaction est moindre.

22. — T. M. 37°6 T. S. 40°. Pas de fluctuation.

23. — T. M. 37°4; en présence de ces oscillations thermométriques, on croit à la formation de pus profondément. On incise couche par couche au niveau du tiers inférieur du péroné ; puis on fait une ponction au bistouri jusqu'à l'os, il s'écoule une certaine quantité de pus; on débride largement le périoste, qui est décollé jusqu'à la partie moyenne du péroné ; mais ce décollement n'est pas circulaire et est surtout accusé sur la face interne du péroné dans le voisinage du ligament intérosseux ; de là la difficulté de percevoir la fluctuation.

On introduit deux drains, l'un en haut, l'autre descendant vers la malléole.

Injection phéniquée. Pansement de Lister. T. S. 39°8.

24. — T. M. 38°5. Les phénomènes inflammatoires locaux ont cédé ; néanmoins le péroné reste très sensible à la pression. jusqu'au tiers supérieur. T. S. 39°8.

25. — T. M. 38°. T. S. 38°4. L'état, tant général que local, est satisfaisant. Pansement.

26. — T. M. 38°2. T. S. 39°1.

27. — T. M. 38°. Pansement. T. S. 38°3.

15 mai. Les jours suivants, la fièvre tombe ; l'enfant se rétablit rapidement et demande à sortir. Il conservait à ce moment un petit orifice fistuleux, mais marchait et courait, malgré les défenses qu'on lui faisait.

Nous l'avons revu depuis lors ; il a guéri, avec une augmentation de volume de l'os.

Obs. III, résumée, (Desplats. Mém. Soc. Sciences médic. de Lille 1882). — *Eruption furonculeuse.* — *Ostéomyelite du tibia et de l'humérus.*

Un jeune homme de 17 ans a, au mois de mars 1882, un petit anthrax de la lèvre supérieure, qui nécessita une ponction au bistouri.

A la fin du mois, le malade est pris de douleurs vives, localisées en un point circonscrit du tibia, à environ trois centimètres de l'interligne articulaire.

Le surlendemain, fièvre, douleur, gonflement considérable de la région.

Le diagnostic d'ostéite juxta-épiphysaire est porté, et, de concert avec le prof. Parise, on décide une intervention. Le périoste incisé n'est pas décollé, mais la trépanation du tibia donna issue à une certaine quantité de pus collecté ; on lui ouvre une large voie, en pratiquant une fenêtre de sept à huit centimètres de longueur. ; l'os est ruginé.

Quelques jours après, douleur et gonflement au niveau de l'extrémité supérieure de l'humérus. Le chirurgien tombe cette fois sur une petite surface dénudée, mais ne rencontre pas de pus.

Les suites furent très satisfaisantes.

Obs. IV, (résumé). — Kraske. *15° congrès de la Société allemande de Chirurgie.* (1).

J'ai observé un cas, dans lequel un garçon de 14 ans avait un
(1) *Semaine médicale*, 1886, p. 145.

furoncle à la lèvre inférieure. Plus tard une ostéomyélite se déclara, la mort survint et l'autopsie démontra la connexion de l'ostéomyélite avec l'affection primaire, le furoncle. Les vaisseaux veineux au voisinage du furoncle étaient affectés. Ce fait est donc une démonstration de l'identité du virus de l'ostéomyélite aigue et de celui du furoncle.

Les observations que nous venons de rapporter notent, chez les sujets, l'apparition de furoncles plus ou moins graves, suivis bientôt d'ostéomyélite. S'agit-il d'une simple coïncidence, ou existe-t-il un lien causal entre ces deux déterminations morbides ? Après les travaux des microbiologistes, que nous avons rapportés plus haut, après la constatation dûment établie que le microbe du furoncle est aussi celui de l'ostéomyélite, il ne saurait être douteux, pour tout esprit non prévenu, qu'il existe un rapport entre les deux ordres de lésions observées.

Mais il faut encore se demander quel rôle joue le furoncle vis-à-vis de l'ostéomyélite. En d'autres termes, faut-il considérer que la peau, remplissant ici encore son travail d'émonctoire, décharge à sa surface une certaine quantité de microbes, contenus dans le courant sanguin, et en débarrasse ainsi l'organisme ; ou bien, faut-il admettre que le furoncle est la première manifestation du microbe, qui, venant du dehors, s'est insinué le long des poils jusque dans la peau, a été ensuite repris par les lymphatiques et les veines, et va infecter l'organisme entier, tout en se localisant plus spécialement, au niveau d'une ou plusieurs épiphyses. Dans le second cas, le furoncle constitue, ce qu'il convient d'appeler la porte d'entrée de l'ostéomyélite. Nous penchons vers cette dernière opinion. En effet, jusqu'au moment de l'apparition des furoncles, la santé de nos malades a été excellente ; après le début du furoncle, il s'est écoulé un temps plus ou moins long, période latente d'environ quinze jours, puis l'ostéomyélite est apparue. Il n'y a pas eu simultanéité, mais succession très nette, qui rappelle, dans une certaine mesure, l'acci lent primaire et les déterminations secondaires de la syphilis.

Mais, du moins, faudrait-il démontrer que le microbe pathogène, le staphylococcus aureus, peut pénétrer par la peau saine. Or, il est d'observation que les furoncles apparaissent généralement au niveau d'éraillures épidermiques, sur les points où les frottements sont fréquents (lèvres, nuque, phlyctènes desséchées de vésicatoire). En outre, Garri-a pu par frottement simple, avec du pus d'ostéomyélite, déterminer sur son propre bras une éruption furonculeuse très sérieuse.

La démonstration de la pénétration possible du microbe par la peau est donc faite, et l'on peut admettre que dans les cas observés par nous, le furoncle a bien été la porte d'entrée de l'agent infectieux.

Cette opinion est d'ailleurs corroborée par la récente communication de Lannelongue à la Société de Chirurgie (1). Chez presque tous les malades, atteints d'ostéomyélite, il a rencontré, à la surface de la peau ou des muqueuses, une ou plusieurs solutions de continuité, par lesquelles le virus avait pu pénétrer dans l'organisme.

Néanmoins, si dans un grand nombre de cas la porte d'entrée paraît être la peau, il peut y en avoir d'autres : c'est ainsi que Kocher a constaté deux fois l'ostéomyélite, après des troubles graves du tube digestif et admet que l'infection s'est produite par l'intestin.

Luecke dit aussi avoir observé plusieurs fois des catarrhes bronchiques, lesquels ont précédé l'ostéomyélite. Dans une autopsie faite par Kraske (2), il y avait à la fois affection pulmonaire et ostéomyélite ; on retrouva dans le poumon non les microcoques de la pneumonie, mais le staphyloccocus aureus.

L'ostéomyélite semble donc avoir plusieurs portes d'entrée : peau, muqueuses exposées, tube digestif, appareil broncho-pulmonaire. Mais il reste acquis que l'agent infec-

(1) Séance du 9 juin 1886.
(2) Loc. cit.

lieux pénètre souvent par l'appareil pilo-sébacé et que sa pénétration se traduit par des furoncles.

La troisième question, qui reste à résoudre, à savoir les localisations de la maladie, nécessiterait, pour être étudiée avec fruit, la comparaison de nombreuses observations. Le sang, le cœur, les poumons, les reins, peuvent être envahis par l'agent virulent, mais assez souvent, dans les formes bénignes, il n'y a que des localisations épiphysaires. Les cas même d'ostéomyélites multiples sont rares. Parmi les os en croissance, un certain nombre sont pris de préférence aux autres ; c'est ainsi que Marjolin (1), dans une statistique de 109 cas, a trouvé l'ostéomyélite 50 fois dans le tibia, 40 dans le fémur, 8 dans l'humérus, 5 fois dans le péroné, 3 fois dans le tarse, 1 fois dans le cubitus, 1 fois dans le radius, 1 fois dans le calcaneum. Toutes choses égales, d'ailleurs, l'affection paraît d'autant plus grave que l'os atteint est plus volumineux.

Il résulte de cette étude que l'ostéomyélite aiguë des adolescents est due à la pénétration dans le sang d'un agent virulent, dont la morphologie et les propriétés pathogènes sont actuellement connues ; qu'elle constitue, par conséquent, une maladie générale, bien qu'elle se localise ordinairement au voisinage des épiphyses des os longs et qu'il suffit quelquefois, pour déterminer la maladie chez des sujets d'âge propice, de l'introduction dans la peau, par l'appareil pilo-sébacé, du staphylococcus pyogenes aureus.

---

(1) Société de Chirurgie, 1879.

HERNIE INGUINALE DIRECTE
EXAMEN ANATOMIQUE.

La hernie inguinale directe, ou hernie d'Hesselbach, est considérée par les auteurs, comme très rare. C'est l'opinion exprimée par Gosselin dans ses leçons sur les hernies abdominales (1) et adoptée par M. Duret, dans sa récente thèse d'agrégation (2), dans laquelle il rapporte néanmoins plusieurs observations dûes à Laugier, Goyrand, Trélat et Duguet.

Cependant cette rareté est peut-être apparente et tient à ce que les hernies ne sont souvent étudiées, que longtemps après leur début ; or, à ce moment, les caractères de diagnostic différentiel entre les différentes variétés, ne sont plus nettement appréciables. Nous avons pu rencontrer sur un même sujet, deux et même trois orifices herniaires, dont le collet occupait très nettement l'espace compris entre l'artère ombilicale et l'artère épigastrique, en d'autres termes la fossette moyenne, et répondait par conséquent, à la variété, appelée classiquement *hernie directe* ; par opposition aux *obliques externes*, qui dépriment la fossette externe et s'engagent dans le trajet inguinal, et aux *obliques internes*, qui s'insinuent entre l'ouraque et l'artère ombilicale et se portent ensuite en dehors, en soulevant le pilier interne du grand oblique.

OBSERVATION. — Le nommé L., âgé de 49 ans, succombe à l'hôpital, après plusieurs mois de séjour, aux suites d'une fistule stercoro-purulente, qui provoquait une suppuration intarissable.

Il était atteint depuis longtemps d'une double hernie inguinale. Il a porté pendant un temps un bandage inguinale *droit*, mais la hernie s'est reproduite, malgré la contention.

---

(1) Paris, Delahaye, 1865.
(2) *Variétés rares de hernie inguinale.* Paris, 1883.

Sous l'influence du décubitus dorsal prolongé les hernies étaient rentrées spontanément et ne ressortaient plus. Ces hernies occupaient la région inguinale droite et gauche ; elles avaient le volume d'un gros œuf de poule, à grand diamètre vertical, et se prolongeaient dans la région funiculaire, mais jamais elles ne descendaient au fond des bourses.

L'orifice externe du canal inguinal était largement ouvert ; la réduction s'opérait avec une grande facilité.

Le diagnostic de la variété n'avait pu être fait, quoique nôtre attention se fut portée à plusieurs reprises sur ce point : il est fort difficile en effet d'affirmer en présence d'une hernie ancienne, qu'elle a été primitivement directe ; car l'on sait, que chez les vieux herniaires, le trajet inguinal tend à s'effacer et l'orifice interne à se placer en arrière de l'orifice externe, de façon à ce que leurs circonférences se superposent. Dans ces conditions, l'exploration fait croire à une hernie directe.

Pour découvrir les orifices herniaires, on incise la paroi abdominale horizontalement au niveau de l'ombilic, et on fait deux incisions latérales et verticales ; on rabat la paroi abdominale en avant. En examinant sa face péritonéale, on constate, qu'à droite, à un centimètre en dehors de l'artère ombilicale, se trouve un petit orifice circulaire à bords froncés, dont le diamètre est de 5 à 6 milimètres ; le péritoine adhère au pourtour ; cet orifice conduit dans une cavité ampullaire, d'une profondeur de 2 centimètres.

En dehors de cet orifice et séparé de lui par un trousseau fibreux épais sous-péritonéal, existe un orifice large, qui permet l'introduction du pouce et se termine par le sac, qui contenait l'intestin hernié. Comme nous l'avons dit, ce sac était deshabité depuis plusieurs mois. Le doigt introduit dans le sac, passe à travers l'orifice inguinal externe et arrive sous la peau de la racine des bourses, mais ne va pas au-delà de la région funiculaire.

L'orifice est limité en dehors par l'artère épigastrique, qui reçoit dans sa concavité externe le cordon ; à ce niveau il n'existe *ni dépression, ni fossette.*

A gauche, la fossette inguinale moyenne est de même transformée en un sac herniaire développé et tout à fait analogue à celui du côté droit.

En examinant d'autre part la masse intestinale laissée à découvert par l'incision, l'on distingue parmi les anses situées superficiellement, à droite et en avant du cœcum une anse repliée sur elle-même ; à l'endroit où elle se continue avec le reste de l'intestin, cette anse porte deux rétrécissements annulaires fort apparents ; entre les deux anneaux on compte 34 centimètres.

Cette anse est évidemment celle qui, pendant la vie du malade, s'engageait dans le sac herniaire droit.

Du côté gauche, on trouve au voisinage de l'S iliaque, une anse intestinale présentant deux étranglements identiques, séparés l'un de l'autre par 35 c/m. Le reste de l'intestin grêle déroulé avec soin ne porte aucune autre trace de rétrécissement. Le gros intestin est solidement fixé au pourtour de la cavité abdominale et ne présente rien de particulier à noter.

L'observation précédente montre qu'il peut se produire plusieurs hernies directes chez le même sujet. Sous l'influence d'un bandage approprié la hernie droite a été d'abord réduite ; le sac est resté deshabité et le collet s'est rétracté graduellement, mais sous l'influence de la pression des viscères abdominaux, une nouvelle hernie s'est produite en dehors de la première et au lieu de passer par la fossette externe, comme on aurait pu le croire, s'est formée en dedans d'elle et de l'ar'ère épigastrique. Notons pour expliquer ce fait que les fossettes externes n'existaient pas chez notre sujet et que le péritoine passait directement sur l'orifice fibreux du fascia transversalis, qui livre passage au cordon spermatique.

Cela tend à faire croire, que la fréquence des hernies obliques externes tient à des conditions congénitales. Ramonède (1) a en effet constaté que souvent le conduit vagino-péritonéal persiste plus ou moins partiellement (32 fois sur 215 sujets). Le plus fréquemment ce canal s'oblitère, mais le cloisonnement ne se fait pas *à ras du fascia transversalis*. Il en résulte que le péritoine pousse un prolongement dans le trajet inguinal et que l'orifice fibreux du fascia transversalis, par lequel a dû passer le testicule durant sa migration ne se resserre

______
(1) Thèse, Paris 1883.

pas en étreignant le cordon. De là, la formation d'une fossette externe plus ou moins profonde, dans laquelle l'intestin tend à s'engager de préférence.

Lorsque cette disposition congénitale manque, les hernies n'ont pas positivement de voie ouverte et dans ce cas se produisent au point de moindre résistance, qui est la fossette moyenne. En effet, à ce niveau le fascia transversalis est déjà moins épais et l'aponévrose du grand oblique est absente, puisque la fossette moyenne est précisément en arrière de l'orifice externe du canal inguinal, orifice formé, comme on le sait, par l'écartement des deux piliers du grand oblique.

Si l'on observait cette variété de hernie au début, le diagnostic serait aisé ; car on verrait qu'elle ne suit pas le trajet inguinal, mais fait irruption directement au niveau de son orifice externe ; dans ce cas, selon l'expression de Scarpa, elle ne forme pas une élévation cylindrique, le long du pli de l'aine; elle a généralement une forme arrondie, globuleuse, de volume moyen et ne tend pas à descendre dans les bourses ; elle reste, en effet, en dehors de l'enveloppe fibro-celluleuse du cordon et passe au-dessus de cet organe.

Il y aurait intérêt, au point de vue chirurgical, à ce que cette variété de hernie fut diagnostiquée. En cas d'étranglement en effet, l'agent d'étranglement siègera au niveau de l'orifice externe et le débridement devra être fait directement en haut. Dans les rares observations publiées, la hernie s'est étranglée lors de sa production. Dans notre cas au contraire, les hernies existaient depuis longtemps et se réduisaient très aisément.

L'on s'est demandé souvent, si les mêmes anses intestinales existaient toujours dans la composition des hernies, ou si après réduction, d'autres anses venaient remplir le sac herniaire ; l'aspect des rétrécissements siégeant uniquement sur une anse intestinale, doit faire admettre, que le sac reste ordinairement habité par le même segment de l'intestin.

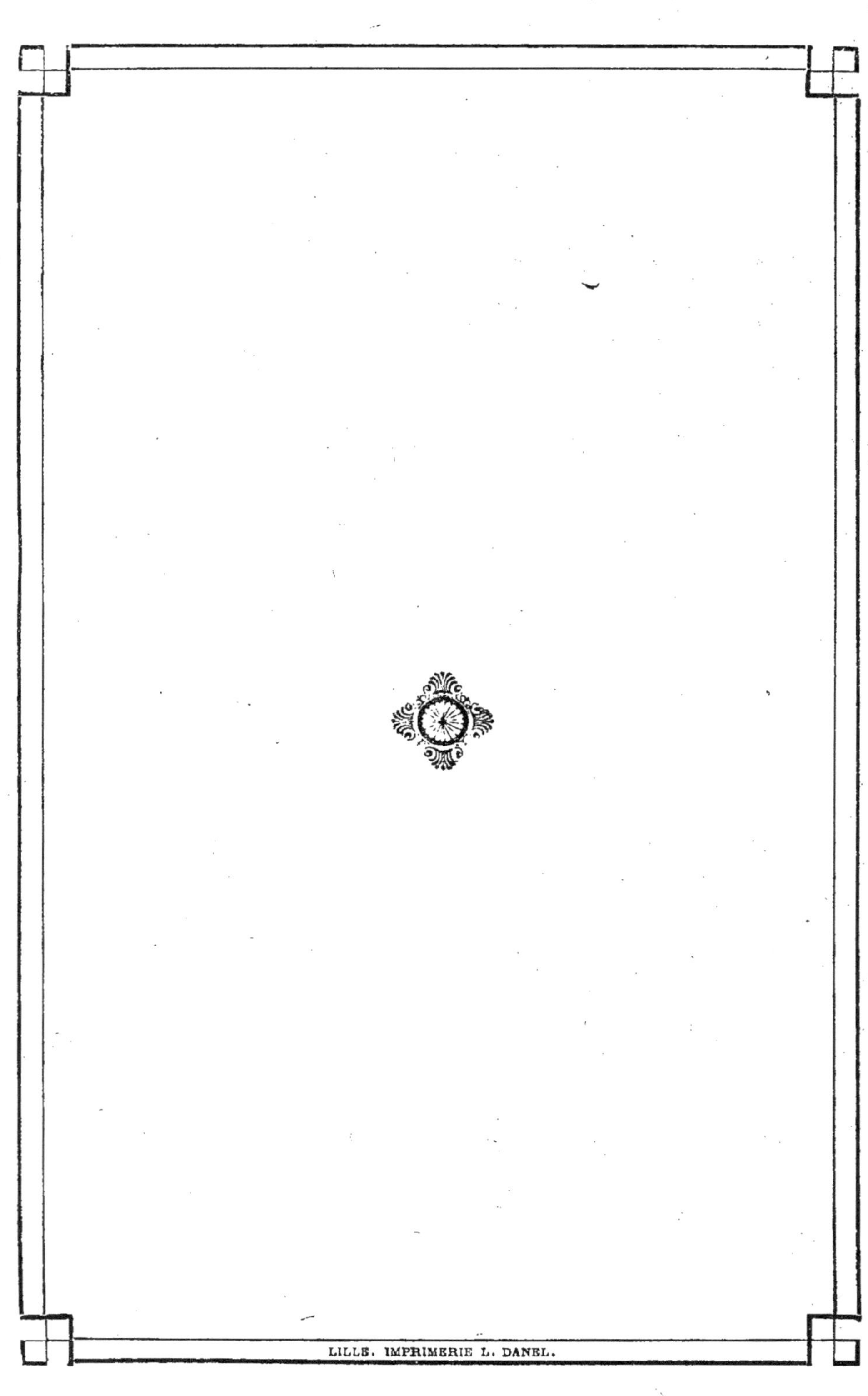

LILLE. IMPRIMERIE L. DANEL.